AF260023

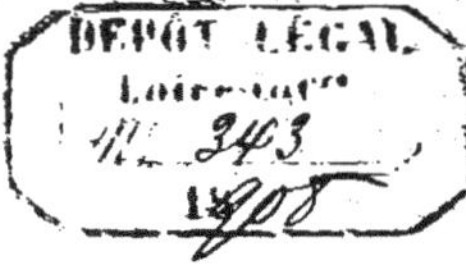

Préfecture de la Loire-Inférieure

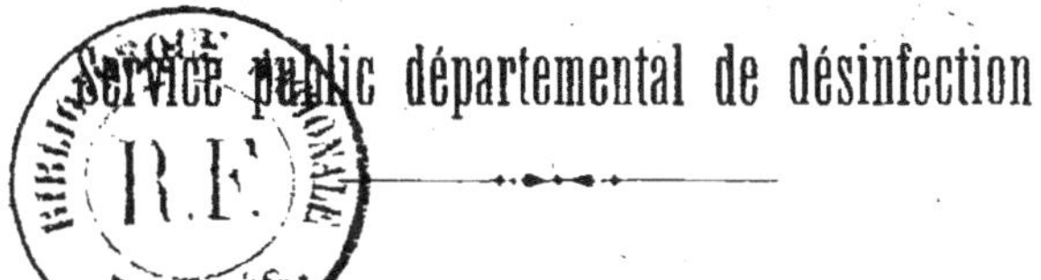

Service public départemental de désinfection

RÈGLEMENT

(Exécution de l'art. 7 de la loi du 15 février 1902, relative à la protection de la santé publique et du Décret du 10 juillet 1906, portant règlement d'administration publique pour son application).

ARRÊTÉ PRÉFECTORAL DU 1er JUIN 1908

NANTES

IMPRIMERIE G. MELLINET — BIROCHÉ ET DAUTAIS, Succrs

5 - Place du Pilori - 5

—

1908

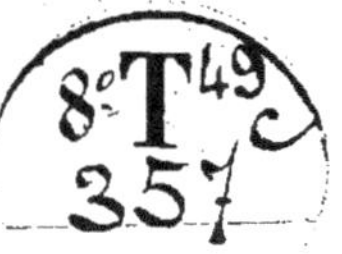

PRÉFECTURE
de la
LOIRE-INFÉRIEURE

1re DIVISION

3e BUREAU

RÉPUBLIQUE FRANÇAISE

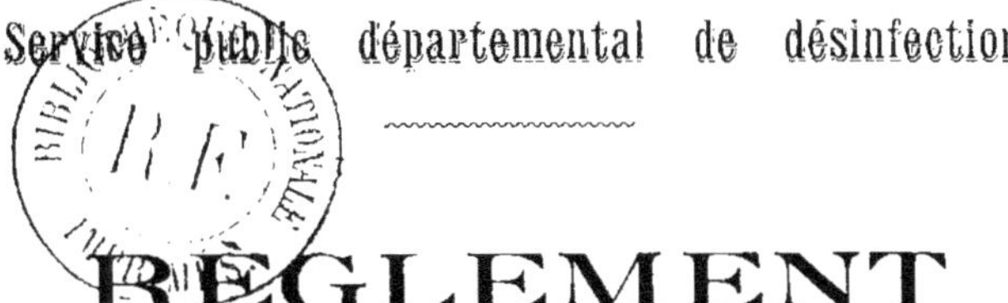

Service public départemental de désinfection

RÈGLEMENT

Le Préfet de la Loire-Inférieure,
Chevalier de la Légion d'Honneur,
Officier de l'Instruction Publique,

Vu la loi du 15 février 1902, relative à la protection de la santé publique, et celle du 22 juin 1906, concernant le règlement des dépenses y afférentes ;

Vu le décret du 10 février 1903, portant désignation des maladies auxquelles sont applicables, en vertu de l'article 4, les dispositions de la loi du 15 février 1902 ;

Vu le décret du 10 juillet 1906, portant règlement d'administration publique sur les conditions d'organisation et de fonctionnement du service de désinfection ;

Vu la délibération du Conseil général de la Loire-Inférieure, en date du 25 août 1905, divisant ce département en 7 circonscriptions sanitaires ;

Vu les délibérations :

Du Conseil d'hygiène départemental, en date du 10 novembre 1906 ;

De la Commission départementale spécialement déléguée, en date du 1er février 1908 ;

Du Conseil général, en date du 5 mai 1908, au sujet de l'organisation du Service départemental de désinfection en Loire-Inférieure.

TITRE PREMIER

Organisation générale

ARTICLE PREMIER. — Un Service départemental de la désinfection est institué dans la Loire-Inférieure, sous l'autorité du Préfet et sous le contrôle d'un membre du Conseil départemental d'hygiène, désigné par le Préfet.

Toutes les communes dont la population est inférieure à 20,000 habitants sont rattachées à ce Service.

Le contrôleur du Service recevra une indemnité annuelle de douze cents francs.

ART. 2. — Le Service comprend la désinfection en profondeur et la désinfection en surface.

La désinfection en profondeur est assurée au moyen de deux étuves mobiles.

Ces étuves sont déposées :

L'une à Nantes ;

L'autre à Saint-Nazaire.

ART. 3. — L'étuve de Nantes est affectée aux arrondissements de Nantes, Ancenis et Paimbœuf.

L'étuve de Saint-Nazaire est destinée aux besoins des arrondissements de Châteaubriant et Saint-Nazaire.

ART. 4. — La désinfection en surface est assurée à l'aide de pulvérisateurs et de formolateurs.

Chacune des 7 circonscriptions sanitaires du département est pourvue au moins d'un pulvérisateur et d'un formolateur.

ART. 5. — Le siège et la circonscription de chacun des postes de désinfection sont provisoirement fixés conformément aux indications du tableau ci-après :

ARRONDISSEMENT	SIÈGE DES POSTES	CIRCONSCRIPTION DES POSTES
Nantes.........	Nantes.........	Circonscription de la 1re commission sanitaire.
Id...........	Id...........	Circonscription de la 2e commission sanitaire.
Ancenis.......	Ancenis........	Toute la circonscription sanitaire.
Châteaubriant...	Châteaubriant...	Id.
Paimbœuf......	Paimbœuf......	Id.
Saint-Nazaire...	Saint-Nazaire...	Circonscription de la 1re commission sanitaire.
Id...........	Savenay........	Cantons de Pontchâteau, Saint-Etienne-de-Montluc, Saint-Gildas-des-Bois et Savenay.
Id...........	Blain..........	Cantons de Blain, Guémené-Penfao et Saint-Nicolas-de-Redon.

ART. 6. — Dans chaque circonscription sanitaire, la direction du Service est confiée, autant que possible, à un agent voyer agissant en qualité de délégué de la Commission sanitaire.

Ce délégué veille à l'exécution régulière et immédiate des mesures de désinfection dans les conditions techniques prescrites par le Conseil supérieur d'hygiène.

Il veille également à ce que les postes de désinfection soient constamment munis du matériel et des désinfectants nécessaires (sublimé, sulfate de cuivre, formogène, etc.), et à ce que les chefs de poste tiennent avec soin les registres de contrôle prévus à l'article suivant.

Il présente, tous les mois au moins, à la Commission sanitaire, un rapport sur les résultats et les besoins du Service de la circonscription.

Ce rapport est transmis au Préfet, avec l'avis de la Commission, et communiqué au membre du Conseil départemental d'hygiène chargé du contrôle.

Les délégués des Commissions sanitaires toucheront une indemnité annuelle de 400 fr. s'il n'existe qu'un poste dans leur circonscription ; s'il existe plusieurs postes, cette indemnité sera augmentée de 200 fr. par poste supplémentaire.

*

Art. 7. — Chaque poste de désinfection est dirigé par un chef de poste, assisté d'un ou de plusieurs aides quand le besoin en sera reconnu par le Préfet.

Le chef de poste, seul ou avec le concours des aides qui lui sont donnés, procède aux opérations de désinfection.

Le chef de poste tient un registre des opérations, transports et voyages effectués, et dresse, pour chaque série d'opérations, une feuille spéciale suivant un modèle arrêté par le Ministre de l'Intérieur.

Les chefs de poste et agents sont nommés et révoqués par le Préfet.

Les chefs de poste sont assermentés.

Ils reçoivent un traitement annuel de 300 francs pour l'entretien des appareils de désinfection.

A chaque opération de désinfection, ils reçoivent une indemnité journalière de 5 francs et chaque aide 3 fr. 50.

Le transport du personnel, des appareils de désinfection, les frais de combustible et les matières désinfectantes sont avancés par le département.

TITRE II

Fonctionnement

Art. 8. — Dans toutes les communes, dès que le maire a reçu la déclaration que comporte l'une des maladies mentionnées à la première partie de la liste arrêtée par le décret du 10 février 1903, il avertit le chef de poste dans la circonscription duquel se trouve le malade signalé (1).

(1) Le nom même de la maladie, tel qu'il résulterait de la déclaration confidentielle qui a été faite par le médecin, ne doit être mentionné dans aucun cas, tant qu'elle n'est pas connue du malade lui-même et de son entourage ; elle ne peut être désignée que par le numéro sous lequel elle figure à la nomenclature inscrite à l'art. 1er du décret du 10 février 1903. — Toute infraction à cette règle exposerait celui qui s'en rendrait coupable aux pénalités édictées par l'art. 378 du Code Pénal.

5

En outre, le Préfet ou le Sous-Préfet avertit le délégué de la Commission sanitaire.

Art. 9. — Toutes les opérations de désinfection sont effectuées par le service public sous les réserves indiquées aux art. 12 et 15.

Art. 10. — Le chef de poste se transporte au lieu où se trouve le malade, avec les désinfectants appropriés. Cette visite ne peut être effectuée que de jour.

Le chef de poste s'adresse, en vue de l'exécution des mesures à prendre, au principal occupant, chef de famille ou d'établissement, des locaux où se trouve le malade et, à son défaut, dans l'ordre ci-après, au conjoint, à l'ascendant, au plus proche parent du malade ou à toute autre personne résidant avec lui ou lui donnant des soins.

Art. 11. — Il remet à cette personne une note dont le modèle est arrêté par le Ministre de l'Intérieur, rappelant l'obligation de la désinfection et reproduisant les pénalités prévues par la loi et le tarif de désinfection.

Il se met à sa disposition pour l'exécution des mesures indispensables.

Ces mesures, pendant le cours de la maladie, concernent essentiellement la désinfection des linges contaminés ou souillés et des déjections ou excrétions. Elles ne peuvent constituer une intervention quelconque dans le traitement du malade.

Art. 12. — Conformément à l'art. 14 du décret du 10 juillet 1906, la personne à qui a été remise la note prévue par l'article précédent peut exécuter ou faire exécuter elle-même la désinfection, à la condition de prendre, sur une formule qui est mise à sa disposition par l'agent, l'engagement :

1° De se conformer exactement, pendant le cours de la maladie, aux instructions du 18 février 1907 du Conseil supérieur d'hygiène de France, approuvées par le Ministre de l'Intérieur, et dont un exemplaire lui est remis ;

2° De se soumettre, dans l'exécution des mesures prises, au contrôle de l'agent du service public, qui ne pourra se présenter au domicile du malade plus d'une fois par jour ;

3° D'avertir sans délai le maire, le cas échéant, du transport du malade hors de son domicile ;

4° D'aviser le maire de la première sortie du malade après sa guérison, en vue de l'application de l'art. 13 du présent règlement.

Art. 13. — En cas de transport du malade, hors de son domicile, après la guérison, ou en cas de décès au cours ou à la suite d'une des maladies mentionnées à la première partie de la liste arrêtée par décret du 10 février 1903, la désinfection totale des locaux occupés personnellement par le malade et des objets qui ont pu être contaminés pendant la maladie, doit être opérée sans délai.

Art. 14. — Le maire, prévenu, soit par l'avis donné en exécution des numéros 3° et 4° de l'art. 12, soit par la déclaration de décès, informe le chef de poste dans la circonscription duquel se trouve le domicile à désinfecter.

Le chef de poste adresse à la personne désignée dans l'article 10 un avis faisant connaître, au moins douze heures à l'avance, le moment où il sera procédé aux mesures de désinfection.

Un pareil avis est adressé en cas de décès aux héritiers s'ils habitent la commune et sont connus de l'administration.

Le délai de douze heures pourra être abrégé par une décision motivée du maire.

A défaut d'une des personnes énumérées à l'art. 10 et en l'absence des héritiers, le maire prend les mesures nécessaires pour que les objets contenus dans le local à désinfecter ne soient ni détournés ni détériorés.

Art. 15. — Conformément à l'art. 17 du décret du 10 juillet 1906 et sauf le cas d'urgence constaté, par un arrêté du maire, ou, à son défaut, par un arrêté du préfet, les personnes énumérées à l'art. 10 du présent règlement, ou les héritiers peuvent exécuter ou faire exécuter par leurs soins la désinfection, à la condition de prendre par écrit, sur une formule qui leur est soumise par le service public, l'engagement :

1° De faire opérer la désinfection sans délai, et conformément aux instructions du 18 février 1907 du Conseil supérieur d'hygiène publique de France, approuvées par le Ministre de l'Intérieur, et dont un exemplaire leur est remis ;

2° De prévenir, au moins douze heures à l'avance, le chef de poste du moment où l'opération doit avoir lieu ;

3° De se soumettre, dans l'exécution des mesures prises, au contrôle de l'agent du service public, qui s'assure sur place si les opérations sont exécutées dans les conditions techniques formulées par le Ministre de l'Intérieur, après avis du Conseil supérieur d'hygiène publique, et, spécialement, quand il est fait usage d'appareils, s'ils fonctionnent dans les conditions imposées par le certificat de vérification prévu au décret du 7 mars 1903.

Art. 16. — S'il résulte des constatations faites par les agents que les engagements, pris en vertu des art. 12 et 15 du présent règlement n'ont pas été tenus, ou que la désinfection a été opérée par les particuliers ou par leurs soins d'une façon insuffisante, le maire prescrit immédiatement l'exécution par le service public des mesures indispensables.

Art. 17. — Si au cours de la désinfection, la destruction d'un objet mobilier est jugée nécessaire par le service, il y est procédé sur l'ordre du maire. En cas de refus du maire, le préfet statue.

Art. 18. — Il est dressé un état drescriptif et estimatif des objets à détruire par le chef de poste, qui s'est rendu à domicile, contradictoirement avec les propriétaires de l'objet ou l'une des personnes désignées à l'art. 10.

Cette personne peut être remplacée par un héritier s'il s'agit d'une désinfection après décès.

En cas de refus d'une des personnes ci-dessus énumérées de concourir à la rédaction de l'état, ou, en cas d'impossibilité, de le dresser contradictoirement, le chef de poste mentionne l'une ou l'autre de ces causes dans un procès-verbal, auquel il joint l'état dressé par lui seul.

Art. 19. — Si le maire reçoit la déclaration d'une des maladies mentionnées à la seconde partie de la liste arrêtée par le décret du 10 février 1903, il avertit aussitôt le chef de poste, lequel est tenu de se mettre immédiatement à la disposi-

8

tion du malade ou de sa famille, pour assurer la désinfection
dans les conditions prescrites par le Conseil supérieur d'hygiène publique.

TITRE III

Taxes

ART. 20. — Les taxes de remboursement prévues par le
paragr. 4 de l'art. 26 de la loi du 15 février 1902 sont établies
proportionnellement à la valeur locative de l'ensemble des
locaux d'habitation dont dépend la pièce occupée par le malade.

Elles sont fixées :

Dans les communes de moins de 5,000 habitants, à 3 0/0 ;
dans les communes de moins de 20,000 habitants, à 2,50 %.

Si la taxe à percevoir, en vertu de ce tarif, dépasse 30 francs
par pièce soumise à la désinfection totale, elle est réduite d'of-
fice à ce maximum.

ART. 21. — La taxe est applicable, quel que soit le mode de
désinfection des locaux ou des objets qu'ils renferment, que
ces derniers soient désinfectés sur place ou au dehors.

Elle comprend l'ensemble des opérations occasionnées par
la même maladie ; néanmoins, si la maladie excède une période
de six mois, la taxe ne comprend que les opérations effectuées
au cours de cette période et elle est renouvelable pour chaque
période nouvelle de six mois.

Elle comprend également les frais de transport.

ART. 22. — Dans le cas où la désinfection des objets est
demandée indépendamment de celle des locaux, la taxe est
réduite à la moitié de ce qu'elle eût été si la désinfection avait
porté également sur le local ayant renfermé lesdits objets.

ART. 23. — Sur la demande des intéressés, le service peut
effectuer de nuit la désinfection totale prévue par l'art. 13 du
présent règlement. Dans ce cas, l'opération donne lieu à une
redevance supplémentaire montant à 50 % de la taxe.

ART. 24. — Pour la désinfection de chacune des pièces des

établissements scolaires ou charitables, des chambres d'hôtels garnis, ainsi que des loges de concierges, des chambres de domestiques et des chambres individuelles d'ouvriers logés chez leurs patrons, lorsque ces loges ou chambres font partie d'une habitation collective, la taxe est réduite à une somme fixe de 5 francs.

Art. 25. — La désinfection est gratuite pour les indigents.

Art. 26. — Les taxes sont dues par le malade ou, en cas de décès, par ses héritiers.

Toutefois, dans les cas visés à l'art. 24, elles sont dues par les gérants, propriétaires, maîtres ou patrons.

Dans les cas où il s'agit d'établissements charitables ou scolaires, elles sont à la charge des établissements.

Art. 27. — Les taxes sont établies sur des états, d'après les feuilles dressées par le chef de poste et certifiées par le délégué de la Commission sanitaire.

Art. 28. — Le montant des taxes porté en recettes aux budgets municipaux et départementaux est déduit des dépenses de fonctionnement du service avant leur répartition entre les communes, le département et l'État.

Art. 29. — MM. les Sous-Préfets et Maires, M. le Contrôleur du service et MM. les Délégués sanitaires, chefs et aides de postes sont chargés de l'exécution du présent règlement, qui sera appliqué à compter du 1er juillet prochain.

Fait à Nantes, le 1er juin 1908.

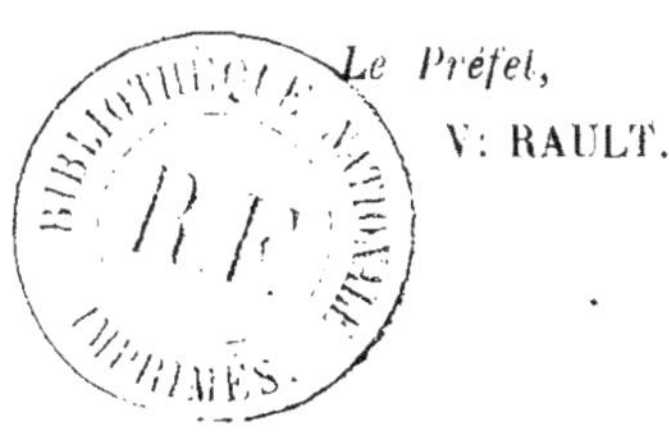

Le Préfet,

V: RAULT.

Nantes. — Imp. Mellinet, place du Pilori, 5   Biroche et Dautais, Succ^{rs}.